RÈGLEMENT

DU

SERVICE VACCINAL

DU DÉPARTEMENT DU RHONE

ET

PERSONNEL DE CE SERVICE

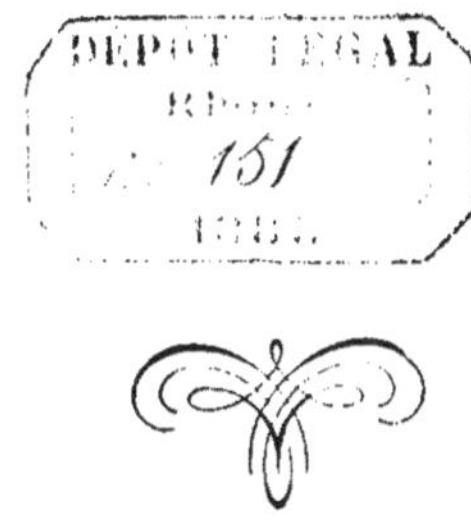

LYON
ASSOCIATION TYPOGRAPHIQUE
F. Plan, rue de la Barre, 12.

1885

RÈGLEMENT

DU

SERVICE VACCINAL

DU DÉPARTEMENT DU RHONE

Le Préfet du Rhône, officier de la Légion d'honneur et de l'Instruction publique,

Vu l'arrêté préfectoral, en date du 26 janvier 1882, par lequel une Commission a été instituée à l'effet de préparer un projet complet de réorganisation du service des vaccinations gratuites dans le département du Rhône;

Vu les procès-verbaux des séances de ladite Commission des 11 mars et 7 avril 1882;

Vu la délibération du Conseil général du Rhône en date du 6 septembre 1882;

Vu la délibération du Conseil municipal de Lyon en date du 21 septembre suivant :

Vu le traité passé, le 20 novembre 1882, entre le département du Rhône et la ville de Lyon, et enregistré le 7 décembre suivant;

Considérant que le service des vaccinations gratuites, tel qu'il a été organisé par l'arrêté préfectoral du 20 mars 1884, ne répond plus à tous les besoins de la population du Département;

Qu'en conséquence, il y a lieu de le réorganiser;

Sur la proposition de M. le Secrétaire général pour la police,

Arrête :

TITRE Ier

Art. 1er. — Le service des vaccinations gratuites dans le département du Rhône est dirigé par une Commission unique siégeant à Lyon, à l'Hôtel de la Préfecture.

Cette Commission prend le nom de : *Commission permanente de vaccine.*

Art. 2. — Elle est composée de douze membres nommés par le Préfet et dont la majorité au moins sera prise parmi les membres des Sociétés médicales de Lyon.

Art. 3. — La Commission permanente de vaccine est renouvelée par tiers toutes les années. Le sort désigne les membres soumis au renouvellement à la fin des deux premières années. Les membres sortants peuvent toujours être maintenus en fonctions.

Art. 4. — La Commission est présidée par le Préfet ou son délégué. Elle nomme dans son sein un vice-président et un secrétaire.

Art. 5. — La Commission présente à la nomination du Préfet les candidats pour les places de *médecins vaccinateurs.*

Elle détermine les indemnités à distribuer aux médecins vaccinateurs ou aux personnes de l'art médical qui les ont suppléés.

Elle propose, s'il y a lieu, des médailles et des mentions honorables pour les vaccinateurs qui ont adressé des mémoires ou des observations sur les faits qui concernent cette partie de l'art médical.

Elle a le contrôle spécial du dépôt de virus-vaccin. Chaque mois, le directeur du service lui adressera un rapport relatant la quantité de vaccin recueilli, conservé ou distribué. Chaque mois aussi, un des membres de la Commission permanente inspectera le service, et fera sur cette inspection un rapport à la Commission.

Elle se réunit tous les mois et plus souvent si elle le juge nécessaire.

TITRE II

Art. 6. — Il sera nommé un médecin vaccinateur par canton. Ce nombre pourra être augmenté en raison des communes qui composent le canton, de leur éloignement et du chiffre de la population.

Art. 7. — Les vaccinations seront entièrement gratuites. Les vaccinateurs feront tous les six mois, à l'époque du printemps et de l'automne, une tournée dans les arrondissements qui leur seront assignés ; ils en donneront avis à MM. les Maires au moins huit jours par avance. Ils devront faire aussi des tournées extraordinaires toutes les fois qu'une épidémie de variole mettra l'Administration ou la Commission dans le cas de les requérir.

Art. 8. — Dans la huitaine qui suivra les vaccinations, il sera fait une seconde visite aux personnes vaccinées pour vérifier si, chez chacune d'elles, l'inoculation de la vaccine a réussi. En cas de succès, les médecins vaccinateurs délivreront gratuitement un certificat de vaccine ; en cas d'insuccès, l'opération sera recommencée.

Art. 9. — MM. les vaccinateurs fourniront pour chaque commune de leur circonscription un état qui contiendra le numéro d'ordre des vaccinations, la date, les noms et prénoms des individus vaccinés, leur âge, leur domicile, la nature du vaccin employé, le nombre des piqûres, la date de la deuxième visite, le nombre des boutons développés, et, enfin, une colonne consacrée aux observations particulières.

Ils établiront, en outre, un état relatif à la variole qui présentera l'indication de l'année où cette maladie aura paru, le nom des communes, le nombre des sujets qui en auront été atteints, de ceux qui en seront restés infirmes, défigurés, ou qui en seront morts.

Après la tournée de vérification et avant de quitter chaque commune, ils rempliront les formules des certificats individuels de vaccine, qui leur seront remis par MM. les Maires.

Ils devront aussi noter toutes les observations importantes que leur offrirait leur service : 1° relativement aux revaccinations opérées après les vaccines qui auraient authentiquement réussi, ou après les varioles constatées; 2° au point de vue soit de l'influence que la vaccine leur aurait paru avoir sur le développement de telles ou telles maladies, ou des modifications qu'elle y aurait apportées, soit de son effet sur la santé générale.

Art. 10. — Il est alloué, pour chaque vaccination pratiquée par les médecins vaccinateurs, une indemnité dont la quotité sera déterminée au commencement de chaque année par la Commission permanente.

TITRE III

Art. 11. — MM. les Maires prendront les mesures convenables pour porter à la connaissance de leurs administrés le jour de l'arrivée du médecin vaccinateur.

Ils feront préparer d'avance un local dans lequel les enfants à vacciner devront être réunis.

Ils remettront aux médecins la liste des sujets à vacciner, et notamment celle des enfants nés pendant le semestre qui aura précédé la tournée, afin qu'au besoin des démarches puissent être faites auprès des parents qui n'auraient pas présenté leurs enfants à la vaccination.

Ils certifieront, après chaque tournée, sincères et véritables les états de vaccination, légaliseront les signatures des médecins, apposeront le sceau de la mairie sur ces états et sur les certificats de vaccine que présenteront les parents des enfants vaccinés.

Ils rédigeront, tous les mois, la liste des parents qui n'auront pas présenté leurs enfants pour être vaccinés. Cette liste sera adressée à la Commission permanente par l'intermédiaire du Préfet.

Art. 12. — Aux premiers symptômes d'épidémie de variole qui se manifesteront dans une commune, le Maire en donnera avis au vaccinateur le plus rapproché et en préviendra le Préfet, ainsi que la Commission de vaccine.

TITRE IV

Art. 13. — Le dépôt du virus-vaccin sera placé au service municipal de vaccination de la ville de Lyon. Ce dépôt sera tenu de manière que, dans tous les temps et pour répondre à toutes les éventualités, on puisse gratuitement livrer du fluide-vaccin aux médecins qui en demanderaient pour la ville de Lyon, le département ou les départements voisins.

Art. 14. — Le présent arrêté aura son effet à partir du 1er janvier prochain.

Art. 15. — Les arrêtés des 28 janvier 1819, 18 juin 1836, 21 mai 1839 et 20 mars 1844 sont rapportés.

Lyon, le 8 décembre 1882.

Le Préfet du Rhône,
Signé : Massicault.

MEMBRES

DE LA

COMMISSION PERMANENTE DE VACCINE

POUR L'ANNÉE 1885

Monsieur le PRÉFET DU RHÔNE, *président*.

Messieurs les Docteurs

DRON, rue Pizay, 5 ;
FOCHIER, place Bellecour, 5 ;
ROLLET, rue Saint-Pierre, 41 ;
MATHIEU, rue de la Charité, 53 ;
CHASSAGNY, place de l'Ancienne-Douane 5 ;
BOUVERET, quai de Retz, 18 ;
CHAUVEAU (*vice-président*), École vétérinaire ;
PERROUD (*secrétaire*), quai des Célestins, 6 ;
BOUCHACOURT, rue Sala, 26 ;
ARLOING, École vétérinaire ;
COLRAT, quai de l'Hôpital, 15 ;
MORAT, rue Childebert, 5.

MEMBRES DE LA COMMISSION DE VACCINE

DONT LE MANDAT A EXPIRÉ EN 1885 ET QUI ONT ÉTÉ REMPLACÉS DANS LA COMMISSION

Messieurs les Docteurs

ICARD, rue de la République, 48 ;
LÉPINE, rue Vaubecour, 42 ;
REBATEL, rue des Archers, 4 ;
J. TEISSIER, place Bellecour, 8.

MÉDECINS VACCINATEURS DU DÉPARTEMENT DU RHONE

En 1885

Arrondissement de Lyon.

(132 communes; 19 cantons; 498,294 habitants.)

Canton de L'Arbresle (17,733 habitants; 17 communes.)

Vaccinateur : M. le Dr **Baillet,** à Bessenay.

L'Arbresle. — Bessenay. — Bibost. — Bully. — Donmartin. — Eveux. — Fleurieux-sur-l'Arbresle. — Lentilly. — Nuelles. — Sain-Bel. — Saint-Germain. — Saint-Julien-sur-Bibost. — Saint-Pierre-la-Palud. — Sarcey. — Savigny. — Sourcieux-sur-l'Arbresle. — La Tour-de-Salvagny.

Canton de Condrieu (9,283 habitants; 10 communes.)

Vaccinateur : M. le Dr **Charrin,** à Condrieu.

Ampuis. — Condrieu. — Les Haies. — Loire. — Longes. — Sainte-Colombe. — Saint-Cyr-sur-Rhône. — Trèves. — Saint-Romain-en-Gal. — Tupin et Semons.

Canton de Saint-Genis-Laval (24,414 habitants; 11 communes.)

Vaccinateurs : 1° M. le Dr **Bonnet,** à Saint-Genis, pour :

Saint-Genis-Laval. — Chaponost. — Irigny. — Charly. — La Mulatière. — Sainte-Foy. — Pierre-Bénite.

2° M. le Dr **Rambaud,** à Brignais, pour :

Brignais. — Vourles. — Soucieu-en-Jarret. — Vernaison.

Canton de Givors (16,498 habitants ; 10 communes.)

Vaccinateur : M. le Dr **Gamet,** à Givors.

Chassagny. — Échalas. — Givors. — Grigny. — Millery. — Montagny. — Saint-Andéol-le-Château. — Saint-Jean-de-Touslas. — Saint-Martin-de-Cornas. — Saint-Romain-en-Gier.

Canton de Saint-Laurent-de-Chamousset (15,780 habitants ; 14 communes.)

Vaccinateur : M. le Dr **Bois,** à St-Laurent-de-Chamousset.

Brullioles. — Chambost-Longessaigne. — Brussieu. — Les Halles. — Longessaigne. — Haute-Rivoire. — Montromant. — Montrotier. — Souzy. — Saint-Clément-les-Places. — Villechenève. — Saint-Laurent-de-Chamousset. — Sainte-Foy-l'Argentière.

Canton de Limonest (14,605 habitants ; 12 communes.)

Vaccinateurs : 1° M. le Dr **Terver,** à Écully, pour :

Écully. — Dardilly. — Saint-Didier.

2° M. le Dr **Féa,** à Saint-Cyr, pour :

Saint-Rambert. — Saint-Cyr. — Collonges.

3° M. le Dr **Fontrobert,** à Chasselay, pour :

Chasselay. — Limonest. — Civrieux. — Les Chères. — Lissieu. — Marcilly.

Canton de Mornant (10,992 habitants ; 12 communes.)

Vaccinateur : M. le Dr **Imbert de la Touche,** à Mornant.

Chaussan. — Mornant. — Orliénas. — Saint-André-la-Côte. — Sainte-Catherine. — Saint-Didier-sous-Riverie. — Rontalon. — Riverie. — Saint-Laurent-d'Agny. — Saint-Maurice-sur-Dargoire. — Saint-Sorlin. — Taluyers.

Canton de Neuville-sur-Saône (20,202 habitants ; 14 communes.)

Vaccinateur : M. le Dr **Rondet**, à Neuville-sur-Saône.

Albigny. — Cailloux-sur-Fontaines. — Caluire et Cuire. — Couzon — Curis. — Fleurieux-sur-Saône. — Poleymieux. — Fontaines-Saint-Martin. — Quincieux. — Neuville-sur-Saône. — Rochetaillée — Saint-Germain-au-Mont-d'Or. — Saint-Romain-de-Couzon.

Canton de Saint-Symphorien-sur-Coise (12,755 habitants ; 10 communes.)

Vaccinateur : M. le Dr **Franchet**, à Saint-Martin-en-Haut.

Aveize. — Chapelle-sur-Coise. — Duerne. — Grézieu-le-Marché. — Larajasse. — Saint-Martin-en-Haut. — Saint-Symphorien-sur-Coise. — Meys. — Pomeys. — Coise.

Canton de Vaugneray (18,230 habitants ; 17 communes.)

Vaccinateurs : 1° M. le Dr **Boiron**, à Vaugneray, pour :

Vaugneray. — Grézieu-la-Varenne. — Brindas. — Yzeron. — Courzieu. — Chevinay.

2° M. le Dr **Pitre**, à Craponne, pour :

Craponne. — Pollionnay. — Tassin. — Francheville. — Saint-Genis-les-Ollières

3° M. le Dr **Girard**, à Charbonnières, pour :

Charbonnières. — Sainte-Consorce. — Marcy-l'Étoile. — Dommartin. — La Tour-de-Salvagny.

Canton de Villeurbanne (29,648 habitants ; 4 communes.)

Vaccinateur : M. le Dr **N...**

Bron. — Vaulx-en-Velin. — Venissieux. — Villeurbanne. — Lyon (partie rurale des troisième et sixième arrondisssements).

Ville de Lyon (323,427 habitants ; 8 cantons et la banlieue.)

Service municipal de vaccine.

Directeur : M. le Dr **Boyer.**
Vétérinaire : M. **Leclerc.**

Arrondissement de Villefranche.

(132 communes ; 10 cantons ; 171,953 habitants.)

Canton de Beaujeu (21,264 habitants ; 18 communes.)

Vaccinateurs : 1° M. le Dr **Jomard**, à Beaujeu, pour :

Beaujeu. — Quincié. — Regnié. — Lantignié. — Durette. — Vernay. — Saint-Didier-sous-Beaujeu. — Marchampt. — Les Ardillats.

2° M. le Dr **Hugues**, à Fleurie, pour :

Fleurie. — Villié. — Chiroubles. — Avenas. — Vauxrenard. — Jullié. — Juliénas. — Emeringes. — Chénas.

Canton d'Amplepuis (13,528 habitants ; 5 communes.)

Vaccinateur : M. le Dr **Thoviste**, à Amplepuis, pour :

Amplepuis. — Cublize. — Meaux. — Ronno. — Saint-Vincent-de-Reneins.

Canton d'Anse (10,563 habitants ; 15 communes.)

Vaccinateurs : 1° M. le Dr **Piérou**, à Chazay, pour :

Alix. — Belmont. — Charnay. — Chazay. — Saint-Jean-des-Vignes. — Lozanne. — Lucenay. — Marcy. — Morancé.

2° M. le Dr **Besançon**, à Villefranche, pour :

Anse. — Lachassagne. — Ambérieux. — Liergues. — Pommiers — Pouilly-le-Monial.

Canton de Belleville (16,016 habitants ; 13 communes.)

Vaccinateurs : 1° M. le Dr **Martel,** à Belleville, pour :

Belleville. — Taponnas. — Dracé. — Saint-Lager. — Lancié. — Corcelles. — Cercié. — Saint-Jean-d'Ardières.

2° M. le Dr **Dalbanne,** à Saint-Georges-de-Reneins, pour :

Saint-Georges-de-Reneins. — Odenas. — Saint-Étienne-la-Varenne. — Charentay. — Saint-Étienne-les-Oullières.

Canton de Bois-d'Oingt (14,980 habitants ; 19 communes.)

Vaccinateur : M. le Dr **Gonnet,** au Bois-d'Oingt.

Bagnols. — Le Bois-d'Oingt. — Le Breuil. — Chamelet. — Châtillon. — Chessy. — Saint-Laurent-d'Oingt. — Theizé. — Frontenas. — Saint-Just-d'Avray. — Leguy. — Jarnioux. — Saint-Vérand. — Letra. — Moiré. — Ville-sur-Jarnioux. — Sainte-Paule. — Ternand. — Oingt.

Canton de Lamure (13,623 habitants ; 10 communes.)

Vaccinateur : M. le Dr **Sapin,** à Poule.

Chambost-Allières. — Chenelette. — Claveizolles. — Grandris. — Lamure. — Poule. — Ranchal. — Saint-Bonnet-le-Troncy. — Saint-Nizier-d'Azergues. — Thel.

Canton de Tarare (28,085 habitants ; 16 communes.)

Vaccinateurs : 1° M. le Dr **Maffre,** à Tarare, pour :

Tarare. — Joux. — Les Sauvages. — Saint-Martin-l'Éclair. — Affoux. — Valsonne. — Saint-Clément-sur-Valsonne. — Dième. — Sainte-Apollinaire.

2° M. le Dr **Chanel,** à Tarare, pour :

Pontcharra. — Saint-Forgeux. — Les Olmes. — Saint-Romain-de-Popey. — Ancy. — Dareizé. — Saint-Loup.

CANTON DE THIZY (17,792 habitants ; 8 communes.)

Vaccinateurs : 1° M. le Dr **Sénac**, à Cours, pour :

Cours. — La Chapelle-de-Mardore. — La Ville. — Mardore.

2° M. le Dr **Fustier**, à Thizy, pour :

Thizy. — Bourg-de-Thizy. — Marnas. — Saint-Jean-de-la-Bussière.

CANTON DE MONSOLS (11,563 habitants ; 13 communes.)

Vaccinateur : M. le Dr **Ruet**, à Monsols.

Aigueperse. — Azolette. — Ceuves. — Monsols. — Ouroux. — Propières. — Saint-Bonnet-les-Bruyères. — Trades. — Saint-Clément-de-Vers. — Saint-Igny-de-Vers. — Saint-Jacques-des-Arrêts. — Saint-Mamert. — Saint-Christophe.

CANTON DE VILLEFRANCHE (24,539 habitants ; 15 communes.)

Vaccinateurs : 1° M. le Dr **Guyot**, à Villefranche, pour :

Villefranche. — Arnas. — Gleizé. — Limas. — Lacenas.

2° M. le Dr **Armand**, à Denicé, pour :

Denicé. — Cogny. — Rivollet. — Montmelas-Saint-Sorlin. — Vaux. — Saint-Julien. — Saint-Cyr-le-Chatoux. — Salles. — Blacé. — Arbuissonnas.

MM. les médecins vaccinateurs sont prévenus que leurs demandes de vaccin doivent être adressées à M. le directeur du service vaccinal de la ville de Lyon, rue Bât-d'Argent, 21, à Lyon.

CONVENTION

INTERVENUE

ENTRE LE MAIRE DE LA VILLE DE LYON ET LE PRÉFET DU RHONE

Art. 1er. — La ville de Lyon s'engage à mettre à la disposition du département du Rhône le vaccin nécessaire pour le service départemental de vaccination.

Art. 2. — Elle prend également l'engagement d'organiser un service municipal et gratuit de vaccination sur tout le territoire de sa commune.

Art. 3. — Le virus-vaccin, conservé par les soins de ce service, comprendra :

1° Le vaccin humain ;

2° Le vaccin animal.

Art. 4. — La Ville tiendra constamment à l'état de vaccinifères deux veaux ou génisses.

Art. 5. — Les animaux vaccinifères seront, après l'abatage, l'objet d'une inspection spéciale, afin de constater le vaccin suspect.

Art. 6. — Les demandes de vaccin pour le service départemental seront adressées au service vaccinal par la préfecture du Rhône, et seront exécutées dans les vingt-quatre heures.

Art. 7. — Le service vaccinal sera placé sous la direction d'un Conservateur.

Le Conservateur du vaccin sera choisi parmi les médecins nommés au concours : « médecins municipaux, médecins des hôpitaux, professeurs agrégés et chefs de clinique de la Faculté, nommés au concours ».

Art. 8. — Le Département paiera à la ville de Lyon une indemnité de deux mille francs par an.

Art 9. — Le présent contrat est conclu pour une durée de cinq années, à partir du 1er janvier 1883.

Art. 10. — La Commission supérieure de vaccine aura le droit de surveillance sur les opérations du service vaccinal, et présentera à M. le Préfet et à M. le Maire de Lyon toutes les observations qu'elle jugera convenables dans l'intérêt de la science.

www.ingramcontent.com/pod-product-compliance
Lightning Source LLC
LaVergne TN
LVHW050516160826
845677LV00003B/1169

* 9 7 8 2 3 2 9 6 2 4 3 0 3 *